AF463346

Dr Léon DENTILLAC
DE L'UNIVERSITÉ DE PARIS

ÉTUDE

SUR LA

SPLÉNOMÉGALIE

DANS LES

Différentes périodes de la Syphilis acquise

BIBLIOTHÈQUE NATIONALE
IMPRIMÉS
R.F.

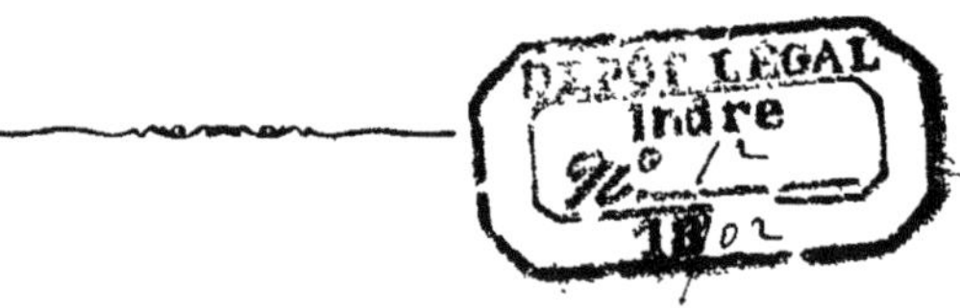

PARIS
Jules ROUSSET
36, Rue Serpente
1901

Td43
821

Dr Léon DENTILLAC
DE L'UNIVERSITÉ DE PARIS

ÉTUDE
SUR LA
SPLÉNOMÉGALIE
DANS LES
Différentes périodes de la Syphilis acquise

BIBLIOTHÈQUE NATIONALE
RF

PARIS
Jules ROUSSET
36, Rue Serpente
1901

43
L
821

AVANT-PROPOS

Avant d'aborder notre travail nous sommes tout heureux de l'occasion exceptionnelle qui nous est offerte de rendre ici publiquement hommage aux maîtres qui nous ont fait ce que nous sommes.

Nous avons commencé notre médecine à Paris dans le service de M. le docteur Gaucher qui nous a appris à examiner et ausculter un malade et dont la bienveillance et l'appui ne nous ont depuis jamais fait défaut. Qu'il reçoive ici nos remerciements bien sincères et qu'il soit bien persuadé que nous n'oublierons jamais ce que nous lui devons.

Nous remercions aussi vivement MM. Berger et Maygrier qui nous ont enseigné la chirurgie et l'obstétrique.

Enfin nous sommes profondément reconnaissant à M. le docteur de Beurmann de nous avoir admis cinq mois dans son service de Broca où nous eûmes l'idée de cette thèse. Idée qui nous fut suggérée par M. Delherm, interne des hôpitaux, qui nous a durant tout ce travail aidé de ses conseils et de son savoir. Qu'il reçoive ici nos sincères remerciements.

Enfin nous tenons à remercier le très éminent professeur A. Fournier de la bienveillance avec laquelle il nous a accueilli et nous lui sommes très reconnaissant de l'honneur qu'il nous fait en acceptant la présidence de cette thèse.

A MON PÈRE

A MA MÈRE

A MES PARENTS

A MES AMIS

A MONSIEUR LE DOCTEUR GAUCHER

Professeur agrégé
Médecin de l'hôpital Saint-Antoine
Chevalier de la Légion d'honneur.

A MON PRÉSIDENT DE THÈSE :

MONSIEUR LE PROFESSEUR FOURNIER

Professeur de Clinique dermatologique
Médecin de l'hôpital Saint-Louis
Membre de l'Académie de Médecine,
Officier de la Légion d'honneur.

que toujours des adénopathies intéressant la chaîne ganglionnaire située au devant de la colonne vertébrale ; adénopathies qui comprenaient les ganglions sus-diaphragmatiques et sous-diaphragmatiques. A l'appui de ces faits il produisit un certain nombre de photographies qui ne laissaient aucun doute sur la réalité de ses affirmations.

Donc, d'après la communication de M. Gastou, il semble bien démontré que dès le début de la période primaire, il existe une infection lymphatique généralisée ; et il serait vraiment étonnant que la rate, cet organe lymphatique par excellence, soit épargnée dans cette période.

Du reste on sait que dans les périodes secondaire et tertiaire de la syphilis, alors qu'il n'existe aucune lésion, ni sur les muqueuses, ni sur la peau, le système ganglionnaire est là pour montrer qu'il y a eu infection syphilitique.

Quand le chancre est passé, l'adénopathie inguinale existe toujours. Plus tard ce sera le ganglion susépitrochléen qui viendra révéler l'infection. Ricord ne prenait-il pas le pouls de la syphilis au niveau des ganglions occipitaux.

Ces notions d'infection ganglionnaire étaient donc connues depuis très longtemps. Il n'en est pas de même de cet autre organe lymphoïde qui est la rate. Aussi l'étude de la splénomégalie d'origine syphilitique est-elle récente.

Historique.

Comme l'a dit M. Lancereaux : aucun organe n'est à l'abri des poussées congestives de la période secondaire de la syphilis. Aussi l'auteur allemand Weil n'a-t-il fait aucune difficulté pour reconnaître que cette notion revient aux observateurs français, Lancereaux et Fournier, qui les ont décrites : le premier sous le nom d'affection viscérale secondaire de la syphilis ; le second sous le nom de syphilis viscérale secondaire. Mais les premières remarques ayant trait à la splénomégalie sont dues à M. Lancereaux qui dans son Traité historique et pratique de la syphilis dit que toutes les glandes vasculaires sanguines sont susceptibles d'altérations portant sur la trame fibreuse et que cette altération est surtout fréquente dans la rate et les ganglions lymphatiques. Dans une communication orale le même auteur pense qu'elle est déjà augmentée de volume dans le premier stade.

Depuis très longtemps aussi M. le professeur A. Fournier a constaté l'augmentation de volume de

Généralités sur l'infection du système lymphatique dans la syphilis.

Comme l'a dit M. Charrin, le rôle que joue la rate dans les maladies infectieuses de l'homme, la part qu'on lui attribue dans la phagocytose et dans la destruction des toxines, constituent un ensemble de faits très suffisants, pour décrire les modifications principales que l'infection syphilitique imprime au tissu splénique.

Dans tous les troubles morbides, si différents soient-ils les uns des autres, on voit toujours survenir la congestion des viscères. C'est là d'ailleurs le premier stade de la plupart de ces maladies.

La rate, plus que tout autre organe, est passible de ces congestions, puisqu'elles y sont en quelque sorte physiologiques pendant la digestion. Mais la structure de ses trabécules, de sa capsule (contenant des fibres élastiques, des faisceaux musculaires), fait qu'elle revient facilement sur elle-même et se débarrasse ainsi du sang qu'elle renferme.

Il n'en est plus ainsi à l'état pathologique c'est-à-dire, lorsque la cause est fréquemment répétée ou permanente. La rate augmente alors de volume d'une façon aiguë ou chronique. On observe une congestion intense de durée variable suivant les troubles microbiens, tels que : fièvre éruptive, pyohémie, malaria, érysipèle, etc.

Dans les maladies infectieuses, la tuméfaction du viscère semble être en rapport avec la présence dans la circulation des bactéries spécifiques à ces diverses maladies. Le sang qui stagne ainsi un certain temps dans la rate y subit des modifications, cette cause jointe à la présence permanente des germes dans ces infections produisent des lésions irritatives plus ou moins accusées.

La syphilis n'échappe pas à cette règle ; depuis longtemps en effet l'on sait que dans la syphilis héréditaire la splénomégalie est constante. Si dans la syphilis acquise l'hypertrophie de la rate a été moins bien connue jusqu'à ces dernières années, il n'en est pas moins vrai que dans ces derniers temps cette question est de plus en plus à l'ordre du jour.

Au dernier Congrès de 1900 dans la section de dermatologie et de syphiligraphie, M. le docteur Gastou énonçait cette idée que la syphilis évolue en plusieurs phases, mais que dès le début le système lymphatique se trouve largement intéressé.

A l'appui de ceci il disait avoir trouvé à l'autopsie d'individus morts pour une raison quelconque peu de temps après le début de l'infection spécifique, de très grosses adénopathies inguinales d'abord, mais pressur la syphilis affirme de nouveau la réalité de l'hypertrophie splénique dans la syphilis héréditaire. Mais M. le professeur Cornil ajoute que dans la syphilis de l'adulte, la rate est probablement plus ou moins hypertrophiée. Ceci cependant d'une façon bien moins constante que dans la syphilis héréditaire.

Gold en 1880 fit des autopsies ayant pour but de rechercher les lésions syphilitiques de la rate. Chez deux syphilitiques morts en pleine période secondaire, cet organe était considérablement tuméfié. Mais il est très difficile de démontrer d'une façon péremptoire que cette altération du viscère splénique doit être rattachée à la diathèse syphilitique, parce que ne possédant pas de renseignements ou tout au moins fort peu, sur la maladie intercurrente, il pourrait bien se faire que la cause de la splénomégalie fût précisément cette maladie intercurrente.

Nous-mêmes nous rappelons avoir vu dans le service de M. de Beurmann une malade atteinte de syphilis secondaire très intense, présentant au sixième mois de son infection une roséole papuleuse de retour, généralisée au tronc et aux membres. Cette malade était atteinte d'insuffisance mitrale et était en outre gibbeuse et enceinte. Elle mourut dans une syncope au huitième mois de sa grossesse et l'autopsie montra que sa rate considérablement hypertrophiée mesurait 12 centimètres de longueur. Si l'on rapproche cette hypertrophie splénique de ce fait que chez la femme enceinte syphilitique les ganglions et le système lymphatique sont en général peu touchés (on serait tenté et peut-être en droit de conclure s'il n'y avait pas eu grossesse, ni insuffisance mitrale), que cette splénomégalie était d'origine spécifique. Mais elle peut être aussi le fait de l'état pathologique du cœur. En conséquence toute observation de ce genre-là, c'est-à-dire dans laquelle la splénomégalie peut être la conséquence de toute autre maladie que la syphilis, doit être soigneusement écartée. C'est le soin que nous avons pris dans toutes nos observations.

En 1884 Avanzini étudia 30 malades, atteints de syphilis, au point de vue de la splénomégalie. Sur ces 30 malades huit présentaient l'hypertrophie de la rate.

Parmi ces huit malades trois d'entre eux avaient eu de la fièvre intermittente et le traitement ne changea rien à leur splénomégalie. Le quatrième malade atteint lui aussi de fièvre intermittente fut amélioré par le traitement. Donc la splénomégalie chez les trois premiers dérivait à peu près entièrement de leur fièvre intermittente. Chez le quatrième, la rate avait été peu touchée par l'infection palustre, la syphilis était à peu près la cause unique de cette splénomégalie d'où amélioration par le trai-

cet organe et a répandu cette notion dans ses communications et dans ses livres.

Dès l'année 1874 Weil publie trois observations de syphilis récente avec hypertrophie de la rate. Il a trouvé sur un nombre de 25 malades que la matité splénique était de 10 à 11 centimètres dans le sens vertical et de 15 à 16 centimètres dans le sens oblique, c'est-à-dire suivant la longueur de l'organe. Un de ces malades avait une splénomégalie tellement marquée que sa rate était appréciable au palper.

Les deux premiers malades de Weil étaient entrés à l'hôpital deux à trois semaines après le chancre. Le deuxième en pleine période secondaire. Ces malades ne présentaient aucune maladie qui pût être invoquée comme cause de la splénomégalie.

D'ailleurs sous l'influence du traitement spécifique la rate revint à son volume normal.

M. le docteur Besnier dans le dictionnaire de Dechambre, article Syphilis de la rate, admet à priori que la rate s'hypertrophie pendant la période secondaire de la syphilis. Cette hypertrophie s'accompagne quelquefois, assez rarement il est vrai, de splénodynie. Cet auteur ajoute qu'il n'y a même pas lieu de se demander si les altérations syphilitiques de la rate, constatées à une période avancée de la maladie, n'ont pas débuté pendant la période secondaire de la syphilis. Voici d'ailleurs les paroles textuelles de l'auteur : « Les lésions spléniques tertiaires n'ont-elles commencé leur évolution qu'à une époque avancée de la maladie, ou bien au contraire ont-elles débuté pendant la période secondaire et ne seraient-elles pas contemporaines des altérations des ganglions lymphatiques, des amygdales et de l'ictère syphilitique ? »

Cette question qui semblait peut-être hasardée à cette époque-là a reçu depuis une confirmation définitive, puisqu'il n'est plus mis en doute aujourd'hui qu'il existe une syphilis viscérale précoce et que la rate est lésée dès le début de l'infection spécifique.

En 1897 Wewer rapporte six observations. Il avait examiné 79 syphilitiques et il avait trouvé six fois l'hypertrophie de la rate coïncidant avec les manifestations secondaires de la maladie. Mais Wewer dans ses recherches ne considérait la rate hypertrophiée que lorsqu'il trouvait la matité splénique dépassant 7 centimètres dans le sens vertical. Par conséquent dans tous les cas où cette matité était dans le sens vertical inférieure à 7 centimètres, la splénomégalie n'est pas notée.

La longueur de la matité qu'a donnée l'hypertrophie splénique dans ces 6 observations est donc de 9 à 10 centimètres. De plus Wewer ajoute que sous l'influence du traitement spécifique la rate reprit ses dimensions normales. Cette splénomégalie était donc sous la dépendance directe de la syphilis.

En 1879 M. le professeur Cornil dans ses leçons

tement spécifique. Les quatre autres malades d'Avanzini n'avaient pas d'autres maladies, l'origine de leur splénomégalie était donc des plus nettes. Elle apparut au début de la période secondaire et le traitement n'eut aucune influence malgré cela sur le cours de leur maladie.

En 1887, Schuchter étudie aussi la splénomégalie dans la période secondaire de la syphilis. Il examine 22 syphilitiques à la période secondaire et trouve l'hypertrophie de la rate six fois seulement.

Toute cette période est en quelque sorte une période de préparation à l'étude de la splénomégalie et il faut arriver aux mémoires récents pour se faire une idée nette et précise de la question.

Bianchi de Florence fit en 1888 au Congrès de médecine interne de Rome une communication sur la sémiologie de la rate syphilitique. Et il concluait : 1° Que dans la syphilis la rate augmente de volume ; 2° que cette augmentation se produit surtout vers la colonne vertébrale, et qu'elle dépasse rarement en avant la ligne axillaire antérieure. La matité de la rate syphilitique serait toujours une matité en forme de poire. Cet aspect ne s'observe ni dans la blennorrhagie, ni dans le chancre vénérien où l'on peut constater une augmentation générale de l'organe ; 4° cette hypertrophie atteindrait son maximum dans les cas graves, son minimum dans les cas de faible intensité ; 5° on constate son maximum

BIBLIOTHÈQUE NATIONALE RF IMPRIMÉS

dans la deuxième période de la syphilis, on peut même l'observer dans la phase tertiaire. Mais l'hypertrophie disparaît avec les autres manifestations. Il est hors de doute que cette matité diminue sous l'influence du traitement spécifique.

Bianchi ne produit aucune observation à l'appui de ces conclusions. Du reste il a été très combattu par Quinquaud et Nicolle dans un mémoire paru en 1892. Quinquaud et Nicolle pendant plusieurs années ont exploré méthodiquement la rate chez tous les malades de leur service.

Après s'être assurés de la constance de ce symptôme, ils ont essayé d'en saisir l'apparition et à le suivre dans sa marche. Par l'étude de la période primaire ils ont montré comment et quand se faisait le début de la splénomégalie.

L'examen des syphilitiques tertiaires leur a révélé la disparition complète. Enfin aux phases tardives de la période tertiaire ils ont assisté à sa décroissance Voici d'ailleurs le résultat de leurs observations.

Pendant la période primaire on peut observer lors de l'entrée du malade (déjà porteur du chancre et de l'adénopathie correspondante) trois phénomènes différents : ou bien la région splénique n'est le siège d'aucune matité et l'on verra celle-ci se développer progressivement, ou bien il existe une matité peu étendue qui s'accroîtra par la suite, d'une façon très appréciable, ou bien enfin la splénomégalie déjà confirmée restera telle jusqu'à la poussée secondaire, ou n'éprouvera qu'une légère augmentation, soit au moment de la première éruption, soit quelque temps auparavant.

Nous rapportons au cours de cette thèse des observations répondant au premier groupe de cas. Presque tous ces cas sont caractérisés par l'apparition rapide d'une matité splénique.

La même réflexion s'applique à la seconde catégorie de syphilitiques primaires chez lesquels nous avons constaté une augmentation de la matité splénique existant dès leur entrée. Au sujet de la période secondaire de la syphilis Quinquaud et Nicolle disent : « Le véri-
« table symptôme initial de la période secondaire de la
« syphilis au point de vue clinique, c'est l'hypertro-
« phie de la rate, hypertrophie pathognomonique
« de l'infection générale. Grâce à ce signe le dia-
« gnostic de syphilis est possible un certain temps
« avant l'éruption, temps essentiellement variable et
« qui dépend bien entendu, de l'époque à laquelle se
« présente le malade. Ce diagnostic avant la poussée
« secondaire se basera donc : sur une splénomégalie
« confirmée, si l'on est déjà en pleine période pri-
« maire ; sur le développement de cette splénoméga-
« lie (développement absolument caractéristique)
« quand le chancre est plus récent.

« Il va sans dire que toute tentative d'éradication
« du chancre et surtout du chancre et du ganglion

« anatomique nous paraît contre-indiquée, lorsque « la rate est nettement hypertrophiée. Si la matité « est peu considérable l'hésitation n'est même pas « permise.

« Lorsque les malades se présentent au début de la « période secondaire on rencontre constamment « l'hypertrophie de la rate, c'est là un fait qui nous « a paru ne faire jamais défaut. »

En 1895 Soukernick dans une thèse bien documentée cite les observations de Weil (3 observations), celles de Wewer (6 observations), les 4 observations d'Avanzini, les 6 de Schuchter et apporte personnellement 37 observations de splénomégalie syphilitique prises les unes dans le service de M. le professeur Landouzy, les autres dans le service M. le docteur de Beurmann à l'hôpital Broca, d'autres chez M. Renault, un certain nombre chez MM. Mauriac, Balzer et Tennesson. Sur 61 cas examinés il a dans 37 cas observé la splénomégalie et six fois la spléno dynie.

En 1893 Mracek présente à la Société Viennoise de dermatologie une observation de splénomégalie pendant la période éruptive de la syphilis chez un malade indemne de toute autre cause d'hypertrophie de la rate.

M. le professeur Fournier dans son traité sur la syphilis dit : La rate peut être influencée par la syphilis secondaire. Et ce fait n'est pas pour nous surprendre, car d'une part on sait que les états infectieux retentissent usuellement sur la rate et d'autre part on connaît les connexions pathogéniques qui réunissent ce viscère au système lymphatique lequel est si fortement et si fréquemment intéressé par la syphilis au cours des jeunes étapes de la maladie. M. le professeur Fournier ajoute que la splénomégalie est bien plus commune dans les étapes jeunes de la diathèse qu'à une époque plus reculée. Elle constitue surtout une manifestation secondaire et une manifestation remarquablement précoce de la période secondaire. Enfin M. le professeur Fournier termine par la phrase suivante qui nous a beaucoup encouragé à faire cette thèse : « Mais quelle importance ne prendrait-elle pas (la splénomegalie) s'il venait à être dùment démontré que cette hypertrophie splénique constitue une manifestation exordiale, voir qu'elle peu presque servir de thermomètre pour juger de l'intensité et de la permanence de l'infection. » C'est ce que nous avons essayé de démontrer.

Ayant eu l'avantage de passer dans le service de M. de Beurmann 5 mois de l'année 1899, nous avons assisté et aidé aux recherches de son interne M. Delherm sur la splénomégalie syphilitique. Nous avons pris nous-même de nombreuses observations parmi celles que l'on trouvera réunies dans le cours de cette thèse. C'est ce qui nous a donné l'idée de reprendre cette étude de la splénomégalie syphilitique à toutes les périodes de l'infection.

Manuel utilisé par les différents auteurs pour percuter la rate.

Les différents auteurs Weil, Lancereaux, Besnier, Cornil, etc., ne donnent pas le manuel opératoire employé par eux pour rechercher la splénomégalie spécifique. Seuls Quinquaud et Nicolle ont admis que pour avoir des résultats comparables entre eux il était de première nécessité de percuter les malades toujours placés dans la même position.

Ces auteurs placent les malades debout et légèrement penchés à gauche. Le bras étant un peu relevé. Le grand tort de ces auteurs est d'avoir placé leurs malades debout. Cette position pouvait déterminer par suite de la fatigue imposée à ces malades des attitudes hanchées ou mettait les patients dans l'obligation de porter leur centre de gravité plus ou moins en arrière ou en avant. Toutes ces causes faisaient que deux rates n'étaient jamais ou rarement percutées de la même façon.

Quinquaud et Nicolle ont examiné un grand

nombre d'individus sains, et d'après eux dans l'immense majorité des cas la région splénique est absolument sonore. Parfois cependant ils ont constaté un ou deux et même quelquefois trois travers de doigt de matité sans aucune cause apparente. Ils se croient donc autorisés à penser qu'une matité de quatre travers de doigt, matité généralement observée pendant les six premiers mois de la syphilis, est souvent l'indice d'une hypertrophie de la rate et que le plus souvent une matité moins étendue, obtenue à la période primaire doit être regardée comme l'expression clinique d'une augmentation de volume.

Soukernik couchait le malade sur le dos, les cuisses et les jambes étant légèrement fléchies, il introduisait doucement et le plus légèrement possible quatre doigts sous les côtes et il faisait respirer le malade profondément. Si la rate est appréciable au palper on la sent glisser sur le bout des doigts comme une boule aplatie. Pour la percussion il a employé le moyen suivant. Il plaçait le malade dans la position intermédiaire entre la position dorsale et la position sur le côté droit, de telle sorte que le dos fasse avec le plan du lit un angle de 45 degrés environ. Le malade étant ainsi placé il lui faisait mettre sa main gauche sur la tête, puis il délimitait la sonorité de l'estomac jusqu'à la matité splénique ; cette limite étant tracée il recommençait la percussion sur la tige axillaire de haut en bas entre la sonorité pulmonaire en haut et celle des intestins en bas, il avait ainsi la matité splénique dans le sens vertical.

On voit donc par la lecture des procédés de ces trois auteurs, Quinquaud, Nicolle, Soukernik, qu'ils n'ont délimité que le diamètre vertical de la rate et ne se sont pas occupés du diamètre transverse. Il était pourtant utile de le connaître pour juger du volume approximatif de la splénomégalie. Aussi l'avons-nous noté toutes les fois qu'il nous a été possible de l'obtenir, ce qui a eu lieu dans la majorité des cas.

Moyen utilisé par nous pour examiner le volume de la rate.

Nous avons utilisé un autre procédé qui avait l'avantage d'opérer, le malade se trouvant dans le relâchement musculaire le plus absolu. Cette condition nous a paru utile pour obtenir des mensurations pouvant être comparées entre elles.

Le malade à examiner est complètement déshabillé et couché sur un lit dur sans coussins. Nous le faisions reposer sur le côté droit, les genoux légèrement fléchis, le corps un peu porté vers l'observateur, le bras droit le long du corps, le bras gauche fléchi sur la tête qui reposait sur le même plan que le corps. Après avoir ordonné au patient de respirer modérément, de ne pas contracter ses muscles et de ne pas bouger, nous procédions de la façon suivante. Nous percutions le flanc de haut en bas sur une ligne verticale allant de la paroi postérieure du creux axillaire à l'épine iliaque antérieure et supérieure. Mais comme nous savions que la rate, étant un organe mobile, se déplace, soit par suite de l'état de vacuité ou de plénitude de l'estomac, soit par suite de l'état du gros intestin; quand il ne nous semblait pas que l'organe fût sur cette ligne nous percutions, toujours de haut en bas, en arrière d'elle. On traçait au crayon dermographique le bord supérieur et le bord inférieur de l'organe. Il s'agissait ensuite de délimiter le bord antérieur et le bord postérieur. Si le bord antérieur était facile à délimiter, il n'en a pas toujours été de même du bord postérieur. Aussi pour contrôler les mensurations effectuées par la percussion et pour délimiter encore plus exactement si c'était possible ces différents bords de la rate, chacun de nos examens se terminait par de nouvelles mensurations au phonendoscope de Bianchi.

Si le phonendoscope de Bianchi a donné entre les mains de son auteur des résultats excellents, il faut savoir qu'il est besoin d'une très grande pratique pour se servir utilement dans tous les cas de cet instrument. Mais nous avons cru devoir l'utiliser dans les mensurations de la rate, parce que peut-être de tous les organes celui-là est le plus facile à déliminer par cette méthode pour des raisons anatomiques. En effet nous savons que la rate qui est un organe mat à la percussion est entouré d'organes sonores. L'estomac lui est contigu en dedans. Le colon descendant et le colon transverse se trouvent immédiatement au-dessous d'elle. En haut et en arrière la sonorité pulmonaire constraste avec la matité de la rate. Les vibrations que l'on perçoit au phonendoscope sont très nettement différentes même pour une oreille peu exercée quand on fait vibrer avec le doigt la partie de la paroi sur laquelle vient se projeter la rate et celle où viennent se projeter les organes voisins.

Par surcroît de précautions et pour éviter toute cause d'erreur nous avons procédé de la façon suivante :

Après délimitation de l'organe par la percussion, on plaçait la tige du phonendoscope au centre de la zone de matité, puis avec l'index en ayant soin de de ne pas déplacer la peau, on faisait une série de petits frottements répétés en partant de la tige du phonendoscope et en s'en éloignant de plus en plus. On déterminait ainsi une série de rayons. Sur chacun de ces rayons au point où l'oreille ne percevait plus le bruit de frôlement, on traçait un point au crayon dermographique. La seule partie délicate consistait à ne pas confondre le bord postérieur de la rate avec le rein. Mais en général entre ces deux organes existait une zone sonore. Lorsqu'elle faisait défaut on recommençait l'examen dans la journée et nous avons toujours abouti.

On réunissait ensuite par un trait les points que l'on venait ainsi de tracer et l'on obtenait alors une figure qui représentait non pas la rate mais la projection de cet organe sur la paroi. On mesurait avec un centimètre les deux axes de cette figure qui représentait assez grossièrement un rectangle et ce sont ces chiffres que nous avons donnés dans nos observations.

Ainsi donc toutes nos rates étaient d'abord percutées et le résultat de la percussion contrôlé par le phonendoscope. Nous devons dire du reste que les résultats du phonendoscope ont été toujours sensiblement rapprochés de ceux fournis par la percussion.

Maintenant nous croyons utile de préciser ce que nous avons considéré comme une rate normale. Certains auteurs en effet admettent que toute rate perceptible à la percussion est une rate pathologique. Nous avons pensé que cette théorie avait quelque chose d'exagéré et il nous a paru plus conforme à la réalité des faits d'admettre comme rate normale une rate perceptible à la percussion mais très légèrement, c'est-à-dire sur un espace de un à deux travers de doigt environ.

On pourrait nous objecter que nos mensurations ne représentent pas le volume exact de la rate. Nous n'y contredisons pas. Nous savons bien que nous n'avons pu obtenir le volume exact de la rate puisque c'est impossible, la rate n'étant en contact avec la paroi que sur une partie de sa face externe. Nous avons sciemment recherché la projection de l'organe et non l'organe lui-même. Car nous avons procédé par comparaison avec des rates que nous considérions comme normales et nous avons cherché le rapport qui existait entre elles.

Etat de la rate à la période primaire de la syphilis.

Nous avons vu plus haut que M. Gastou avait trouvé chez des individus morts incidemment, quelquelques jours après le début du chancre, une adénopathie des ganglions prévertébraux ce qui pourrait à priori faire espérer que la syphilisation étant déjà généralisée, la rate serait hypertrophiée. Mais les recherches des auteurs qui nous ont précédés dans cette étude ne paraissent pas avoir confirmé cette hypothèse.

En effet dans leur mémoire Quinquaud et Nicolle tout en reconnaissant que la splénomégalie est précoce ne pensent pas qu'elle se manifeste tout au début de l'accident primaire, mais bien quelque temps après l'apparition du chancre.

Dans un mémoire plus récent Colombini est du même avis que les deux auteurs français.

Mais telle n'est pas notre opinion. Dès le début de la période primaire il y a hypertrophie de la rate.

Cette conception cadre avec cette idée généralement admise aujourd'hui que lorsque le chancre apparaît, l'infection est déjà générale, puisque son excision n'emmène pas l'arrêt de la maladie ; et l'on est à se demander pourquoi, au milieu de cette syphilisation générale de l'organisme,la rate seule ferait exception. Non seulement nos observations nous permettent de dire, à l'encontre de l'idée soutenue par Quinquaud et Nicolle et Colombini, que la splénomégalie est précoce, mais elles nous permettent encore de préciser davantage le degré de précocité.

Nous sommes même persuadés (chose, il est vrai, difficile à contrôler) que pendant la première incubation, pendant cette période latente qui sépare la contamination du premier accident, la splénomégalie existe. Nous n'en voulons pour preuve que les observations où nous avons vu des chancres âgés de 6, 8 et 15 jours s'accompagner de splénomégalie. Le volume de la rate a varié entre 8 et 12 centimètres de longueur dans l'un des axes et de 5 à 7 centimètres dans l'axe transversal. Dans des cas relativement plus anciens, trois semaines environ, le volume de la rate oscillait entre 7 centimètres et demi et 9 centimètres avec les mêmes dimensions dans le sens transversal que plus haut (5 à 7 cent.). Le siège du chancre ne nous a paru avoir aucune influence sur le volume de la rate. Il en est de même de la forme et de la grandeur de l'accident primaire. Chez l'homme la rate nous a toujours paru plus hypertrophiée que chez la femme et il nous a semblé, comme a Bianchi, qu'elle se rapprochait davantage de la colonne vertébrale et que sans avoir la forme de poire décrite par cet auteur, la rate subissait d'une façon nette une déformation oblongue. Nous avons observé une femme enceinte de six mois et nous avons recherché chez elle l'état de la rate. Ni la percussion, ni la phonendoscopie ne nous ont permis d'en délimiter les contours. Deux hypothèses peuvent être soulevées: ou bien par suite de l'élévation de l'utérus et du refoulement des anses intestinales la rate a été portée vers le diaphragme et a échappé ainsi à nos investigations, ou bien (hypothèse encore plus plausible) la rate s'est comportée comme un simple ganglion lymphatique ; or nous savons que dans la syphilis des femmes enceintes les ganglions ne s'hypertrophient pas ou s'hypertrophient fort peu. Disons enfin que jamais la rate n'a été douloureuse ni spontanément ni à la percussion.

Nous devons ajouter en terminant qu'il ne faudrait pas s'attendre à trouver la splénomégalie chez tous les syphilitiques, à la période primaire. Il existe des exceptions, notamment chez un syphilitique dont le chancre datait de 15 jours. Nous n'avons pas pu, chez cet homme, nous ne savons pour quelle cause, constater la splénomégalie.

Observations dans la période chancreuse de la Syphilis. Chancre datant de quelques jours à 4 semaines. — (20 observations).

Obs. I. — Salle Astruc, 1er novembre 1899. Chancre datant de 3 semaines. Siège à la fourchette, large, en volets unique, Bubons pas très gros. Ganglion sus-épitrochléen. Pas de phénomènes généraux. Rate 9 centimètres sur 5.

Obs. II. — Salle Astruc, 28 novembre 1899, n° 25. Chancre de 3 semaines. Siège vulvaire. Ganglions inguinaux déve loppés. Ganglions à l'aisselle et sus-épitrochléen. Pas de phénomènes généraux. Rate 8 centimètres sur 6.

Obs. III. — Salle Astruc, n° 29. Syphilis de 4 semaines. Chancre vulvaire, papuleux. Bubons nets à l'aine gauche. Ganglion sus-épitrochléen. Pas encore de roséole. Soignée au sublimé depuis huit jours. Rate 7 cent. 1/2 sur 6 1/2.

Obs. IV. — Malade de la Consultation. Chancre lingual très arrondi, ulcéré au centre, aspect d'herpès iris. Datant d'un mois. Pas de roséole. Amygdales grosses. Pas de traitement. Rate 9 cent. 1/2 sur 6.

Obs. V. — Salle Astruc, n° 6, octobre 1899. Chancre d'un mois, vulvaire, siégeant sur la grande lèvre droite. Pas de roséole. Pas d'érosion. Pas d'alopécie. Peu de ganglions. Rate 9 centimètres sur 6.

Obs. VI. — Salle Astruc, n° 45, 2 septembre 1899. Chancre phagédénique, avec sclérème vulvaire de la grande lèvre droite. Date de 4 semaines. Bubons droits. Pas d'accidents secondaires. Rate 8 centimètres.

Obs. VII. — Salle Van Swieten, 13 juin 1899. Chancres de 15 jours. Multiples (trois) siégeant au clitoris et sur la lèvre gauche qui a du sclérème. Très gros ganglions. Troubles digestifs. Abattement général. Asthénie musculaire. Gorge rouge. Rate 8 centimètres sur 5.

Obs. VIII. — Hôpital Ricord. Salle 1, n° 2, 19 juin 1899. Chancre de 8 jours, siège au frein, ulcéreux. Adénite inguinale gauche. Angine très intense. Rate 12 sur 7.

Obs. IX. — Hôpital Ricord, 9 juin 1899. Syphilis de 6 jours. Chancre, siège au repli balano-préputial. Adénopathie inguinale. Angine très nette. Pas de phénomènes généraux. Rate 11 centimètres sur 6.

Obs. X. — Hôpital Ricord, juin 1899. Syphilis de 15 jours. Chancre siège à la verge. Pas de traitement. Pas d'état général. Peu de ganglions. Rate inappréciable.

Obs. XI. — Malade de la Consultation, 20 ans 1/2. Chancre de 3 semaines siégeant à la bouche, lèvre inférieure. Ganglions sous-angulo-maxillaire douloureux. Malade venu en période de deuxième incubation avec angine très marquée. Etat général mauvais. Rate 9 cent. sur 7.

Obs. XII. — Salle Van Swieten, n° 23, 19 juillet 1899. Chancres de 3 semaines. Multiples (trois). Siège vulvaire. Ulcère. Sclérème de la lèvre droite. Jamais de mercure, céphalalgie nocturne. Rate 9 sur 7.

Obs. XIII. — Salle Astruc. Femme enceinte de six mois. Chancre de 15 jours. Siège vulvaire. Double. Forme en évidoir. Extrêmement peu d'adénopathie. Rate non perceptible.

Obs. XIV. — Salle Astruc, n° 31, 19 juillet 1899. Chancre de 3 semaines siégeant à la vulve. Asthénie générale. Pas d'angine. Rate 8 sur 6.

Obs. XV. — Salle Astruc, n° 48, 30 mai 1899. Chancre de 15 jours siégeant au clitoris avec œdème du capuchon. Ganglions inguinaux droits. Un peu de fatigue. Rate 7 sur 5. Le 15 juin 7 1/2 sur 5. Le 18 juin 9 sur 6.

Obs. XVI — Salle Astruc, n° 45, 23 janvier 1900. Chancres de 15 jours. Multiples (trois). Siégeant sous le clitoris. Très grosse adénopathie inguinale. Pas de phénomènes généraux. Rate 8 sur 6.

Obs. XVII. — Salle Astruc, n° 44, 16 janvier 1900. Chancre de 3 semaines siégeant sur la lèvre droite. Gros ganglions inguinaux à droite. Rate 11 cent. sur 7.

Obs. XVIII. — Salle Astruc, n° 20, 6 janvier 1900. Chancre de 15 jours. Siégeant sur la grande lèvre gauche. Peu d'adénopathie. Rate 6 sur 12.

Obs. XIX. — Consultation 24 mai 1899. Chancre de la cuisse droite. Chancre géant (pièce de 5 francs). Adénopathie inguinale nette. Chancre date d'un mois. Pas de phénomènes généraux. Rate 8 sur 5.

Obs. XX. — Consultation. Chancre de la verge datant de 8 jours. Rate 11 cent.

La rate dans le 2e et le 3e mois de la syphilis.

C'est en général à cette période, alors que les accidents secondaires et cutanés sont en pleine évolution, que les auteurs s'accordent pour faire apparaître la splénomégalie. C'est ainsi que Avanzini dit que la splénomégalie apparaît à la période secondaire, que Bianchi prétend que le maximum de la splénomégalie s'observe à ce moment-là. Opinions qui sont confirmées par Quinquaud et Nicolle et par Soukernik.

Nous avons vu plus haut que pour nous quand la période secondaire évolue, la rate est déjà grosse. Mais comme nous l'avons fait remarquer dans certains cas nous n'avons pas observé la splénomégalie tout à fait au début. C'est ce qui pourrait expliquer jusqu'à un certain point l'opinion des auteurs précités ; si, comme il est très probable, dans ces cas la splénomégalie n'apparaît que dans la période secondaire.

Sans vouloir dire qu'une grosse rate est l'apanage exclusif des syphilis graves, nous avons pourtant été frappés de ce fait, c'est que la rate est grosse quand la syphilis paraît avoir une gravité précoce. Nous avons observé que la splénomégalie paraissait coïncider avec des lésions cutanées généralisées. Mais fait plus important et que nous avons peut-être vu d'une façon plus précise (parce que notre examen portait sur des femmes) quand il existe cette asthénie musculaire, cette fatigue, cette anémie syphilitique secondaire si bien décrite par M. le professeur Fournier, la splénomégalie paraît être plus constante. En effet sur les 46 cas observés par nous au 2e et au 3e mois de l'infection, 21 malades étaient anémiés, avaient des céphalalgies intenses, des douleurs osseuses, un aspect débilité, chez 19 d'entre elles le volume de la rate oscillait entre 6 1/2 et 10 dans le sens de la longueur et 4 à 6 dans le sens antéro-postérieur. Une seule avait sa rate inappréciable, elle était du reste enceinte. Il en était de même pour une autre malade qui ne présentait rien de particulier. Avec les malades qui n'avaient été soumis à aucun traitement syphilitique, la rate nous a paru constamment hypertrophiée et d'une façon très appréciable. Sept de nos malades en effet avaient leur rate qui donnait en projection verticale 8 à 10 centimètres de longueur sur 5 à 6 de large.

Nous avons essayé d'établir une relation entre le

volume de la rate et le volume des ganglions, pensant qu'avec une rate grosse nous aurions pu espérer trouver des adénopathies multiples et volumineuses, mais nos recherches dans ce sens n'ont pas donné de résultats.

Observations de rate chez des syphilitiques de deux et trois mois (46 observations).

Obs. XXI. — Salle Astruc, n° 32, 1er juin 1899. Syphilis de deux mois. Accident primitif disparu. Plaques muqueuses érosives vulvaires. Roséole. Rate, 4 1/2 sur 3.

Obs. XXII. — Salle Van Swieten, n° 10, 28 mai 1899. Cinq chancres entourés de plaques muqueuses, avec érosions vulvaires. Rate, 5 sur 3.

Obs. XXIII. — Salle Van Swieten, n° 30. Syphilis de deux mois. Sclérème de la lèvre droite. Très belle roséole. Papules ichéloïdes au cou. Plaques muqueuses. Asthénie générale. Rate, 6 ; 27 mai, 6 1/2.

Obs. XXIV. — Salle Astruc, n° 27, 18 mai 1899. Syphilis de deux mois. Ulcérations vulvaires. Alopécie. Pas de roséole. Rate, 7 1/2 sur 6.

Obs. XXV. — Salle Astruc, n° 37, 15 février 1900. Syphilis de deux mois. Ulcérations vulvaires. Plaques muqueuses érosives. Rien sur la peau et la bouche. Rate, 7 sur 10 de large.

Obs. XXVI. — Salle Astruc, n° 41, 6 mai 1899. Syphilis de trois mois. Œdème vulvaire. Roséole papuleuse. Angine très marquée. Asthénie généralisée. Rate, 6 sur 4.

Obs. XXVII. — Salle Astruc, n° 9, 6 mai 1899. Syphilis de trois mois. Chancre vulvaire disparu. Roséole. Plaques muqueuses. Syphilis pigmentaire du cou. Malade pâle, lèvres décolorées. Rate, 6 1/2 sur 4.

Obs. XXVIII. — Salle Astruc, n° 16, 13 mai 1899. Pleurésie syphilitique. Chancre datant de quatre mois disparu. A été gros. Roséole papuleuse. Asthénie très marquée. Rate, 6 1/2 sur 4.

Obs. XXIX. — Salle Astruc, n° 9, 6 mai 1899. Syphilis de 3 mois. Céphalalgie. Douleurs ostéocopes. Appétit normal. Asthénie. Rate, 6 cent. sur 5.

Obs. XXX. — Hôpital Andral, consultation, jeune homme, 20 ans, Chancre de deux mois. Soigné sept jours au protoiodure ; puis huit frictions. Pas de roséole ; ni alopécie. Adénopathie simple. Syphilis pigmentaire sur tout le corps. Rate, 8 1/2 sur 6.

Obs. XXXI. — Salle Astruc, n° 8, 10 mai 1899. Syphilis de trois mois, siège à la lèvre gauche. Bubon inguinal. Syphilides papulo-hypertrophiques de la vulve. Troubles digestifs. Rate inappréciable.

Obs. XXXII. — Salle Astruc, n° 20, 3 juin 1899. Syphilis de quatre mois. Chancre a été vulvaire. Actuellement, fin de roséole. Papules multiples sur tout le corps. Rate, 5 sur 4.

Obs. XXXIII. — Salle Astruc, n° 18. Syphilis de 2 mois. Papules sur tout le corps. Plaques muqueuses buccales et vulvaires. Roséole papuleuse très nette. Rate 5 sur 5.

Obs. XXXIV. — Salle Astruc, n° 9, 15 mai 1899. Syphilis de 3 mois. Très belle angine. Syphilides pigmentaires. Céphalalgie. Phénomènes dyspeptiques. Rate 7 sur 7.

Obs. XXXV. — Salle Astruc, n° 18, 29 juin 1899. Syphilis de 3 mois. Chancre buccal. Adénopathie rétro-maxillaire. Rate 8 sur 5.

Obs. XXXVI. — Salle Van Swieten, n° 21, 6 juillet. Syphilis de 3 mois. Plaques muqueuses. Bon état général. Rate inappréciable.

Obs. XXXVII. — Salle Van Swieten, 13 juin 1899. Chancre de 3 mois 1/2 a siégé à la vulve. Fin de roséole. Douleur ostéocope. Céphalalgie. Bon état général. Rate 7 sur 5.

Obs. XXXVIII. — Salle Astruc, n° 6, 27 juin. Syphilis de 3 à 4 mois. Papules vulvaires. Rien à la gorge. Etat général assez bon. Rate 7 sur 6.

Obs. XXXIX. — Salle Astruc, n° 46, 4 juillet. Chancre a été vulvaire. Fin de roséole très marquée. Grosse angine. Syphilis pigmentaire. Rate 8 sur 6.

Obs. XL. — Salle Astruc, n° 39. Syphilis de deux mois. Période secondaire. Fin de roséole. Papules disséminées sur le dos. Ulcérations vulvaires. Peu d'adénopathie. Angine. Rate 7 sur 4.

Obs. XLI. — Salle Astruc, n° 22, 20 juin 1899. Femme enceinte. Syphilis de deux mois pas encore traitée. Lésion à la vulve côté droit. Plaques muqueuses. Angine. Douleur ostéocope du tibia. Tuberculose pulmonaire. Rate 8 sur 5.

Obs. XLII. — Salle Goupil, n° 10, 25 mai 1899. Syphilis de 3 ou 4 mois. Vulve avec syphilides papulo-tuberculeuses. Roséole touchant à sa fin. Papules sur le cou. Alopécie. Rate 6 sur 5 1/2.

Obs. XLIII. — Salle Goupil, n° 7. Chancre datant de 3 mois 1/2. Syphilis pigmentaire. Plaques muqueuses. Roséole. Alopécie. Rate 5 sur 5.

Obs. XLIV. — Salle Astruc, n° 37, 27 avril. Syphilis de 3 mois 1/2. Chancre amygdalien. Papules dans le cuir chevelu. Plaques muqueuses. Syphilis pigmentaire du cou. Rate 4 sur 4.

Obs. XII. — Salle Van Swieten, n° 5, 10 mai. Chancre a été vulvaire et à droite, belle roséole. Sclérème vulvaire. Asthénie. Perte d'appétit. Rate 6 sur 4.

Obs. XLVI. — Salle Van Swieten, n° 33, 24 juin 1899. Syphilis de 4 mois. Chancre a été vulvaire et à droite. Syphilis papulo-hypertrophique de la vulve. Gale généralisée. Métrite intense. Rate 9 sur 9.

Obs. XLVII. — Salle Van Swieten, n° 5. Syphilis de 2 mois 1/2. Alopécie. Syphilides ulcéreuses vulvaires. Plaques muqueuses. Asthénie. Céphalalgie. Rate 6 sur 5.

Obs. XLVIII. — Salle Van Swieten, n° 33, 27 juin 1899. Malade enceinte de 8 mois. Très belle roséole. Céphalalgie. Douleur ostéocope du tibia. Insuffisance mitrale. Rate 6 sur 4.

Obs. XLIX. — Salle Van Swieten, n° 10, 15 juillet 1899. Syphilis de 3 mois. Ethylique. Chancre a été vulvaire. Roséole de retour. Pas d'état général. Rate 8 sur 6.

Obs. L. — Salle Van Swieten, n° 3. Syphilis de deux mois environ. Papules vulvaires. Pas de phénomènes généraux. Rate 7 sur 7.

Obs. LI. — Salle Astruc, n° 40, 10 juin 1899. Syphilis de 2 mois. Papules érosives vulvaires Grande adénopathie. Rate 8 sur 6.

Obs. LII. — Salle Van Swieten, n° 24. Syphilis de 4 mois. Syphilides pigmentaires du cou. Papules végétantes vulvaires. Adénopathie généralisée. Rate 8 sur 6.

Obs. LIII. — Salle Van Swieten, n° 31, 11 avril 1899. Syphilis de 2 mois. Roséole. Grosses amygdales. Douleurs ostéocopes. Pas d'état général. Rate 6 1/2 sur 5.

Obs. LIV. — Salle Astruc, n° 21, 6 avril. Femme enceinte. Syphilis de 2 mois. Adénopathie secondaire peu prononcée. Rate 6 1/2 envion.

Obs. LV. — Consultation. Homme. Syphilis de 3 mois. Trace de roséole. Plaques muqueuses. Très grosse adénopathie. Rate 10 1/2 sur 6.

Obs. LVI. — Salle Van Swieten, n° 22, 27 juin. Syphilis de 3 mois. Syphilides papulo-érosivés de la vulve. Céphalalgie. Adénopathie de moyenne grandeur généralisée. Rate 8 sur 6.

Obs. LVII. — Salle Goupil. Nouvelle accouchée. Enfant sain. Syphilis de trois ou quatre mois. Roséole de retour. Alopécie. Angine. Pas d'adénopathie. Fatigue. Asthénie. Rate inappréciable.

Obs. LVIII. — Salle Astruc, n° 18, 10 mai. Syphilis de deux mois. Roséole. Syphilides papulo-squameuses généralisées. Angine spécifique. Céphalalgie. Asthénie. Iritis. Laryngite. Rate douloureuse à la percussion, 10 sur 5.

Obs. LIX. — Salle Fracastor, 13 septembre. Syphilis vulvaire. Belle roséole. Papules de la peau, de la main. Syphilides papuleuses vulvaires. Pas d'état général. Rate, 9 sur 6.

Obs. LX. — Salle Astruc, n° 46, 15 octobre. Syphilis de deux mois. Superbe roséole couvrant tout le corps. Adénopathie moyenne. Pas d'état général. Rate, 8 sur 6.

Obs. LXI. — Salle Astruc, n° 4, 8 septembre. Syphilis de deux mois et demi. Fin de roséole. Pas d'érosions. Plaques muqueuses à la gorge. Adénopathie. Rate, 8 sur 6 1/2.

Obs. LXII. — Astruc, n° 2, 20 septembre. Chancre a été vulvaire. Pas de phénomènes secondaires. Pas d'adénopathie. Douleur ostéocope. Rate, 6 sur 6.

Obs. LXIII. — Salle Astruc, n° 44, 14 octobre. Chancre de deux mois et demi. Peu d'adénopathie. Pas d'état général. Rate, 4 sur 3.

Obs. LXIV. — Salle Astruc, n° 34, 8 septembre. Syphilis de trois mois. Pas encore traitée. Erosions multiples à la vulve. Alopécie. Papules ulcérées. Adénopathie. Rate, 7 1/2 sur 6.

Obs. LXV. — Salle Astruc, n° 40, 31 août. Syphilis de deux mois environ. Roséole commençante et bien fleurie. Peu de ganglions. Pas d'état général. Rate, 7 1/2 sur 6.

Obs. LXVI. — Salle Astruc, n° 32, 8 septembre. Syphilis de deux mois et demi. Roséole finissante. Céphalalgie. Rate, 7 sur 6.

Obs. LXVII. — Salle Goupil, n° 10, 21 mai. Syphilis de trois mois. Plaques muqueuses amygdaliennes. Fatigue très marquée. Rate, 8 sur 6.

La rate au quatrième et cinquième mois de la syphilis.

Vers le quatrième ou cinquième mois de la syphilis, chez des malades qui après avoir fait leur roséole, quelques plaques muqueuses, un peu d'alopécie, n'avaient plus au moment où nous les examinions que peu ou pas de lésions, c'est-à-dire ceux où la syphilis était encore à l'état de latence, la rate avait une moyenne de 4 à 5 centimètres de projection pariétale dans le sens vertical. Il semble donc que Bianchi ait eu raison de dire que la splénomégalie était minime dans les cas peu graves et qu'elle atteignait son maximum, dans les cas de syphilis intenses. Il est à remarquer du reste qu'à cette période tous les auteurs sont d'accord pour noter la présence de la splénomégalie. Pour nous, nous croyons que l'on peut préciser davantage la question et qu'on peut dire que chez ceux qui ont encore des lésions assez intenses à cette période la rate est plus grosse et atteint une moyenne de 7 à 8 centimètres de long sur 4 à 5 de largeur.

Wewer prétend avec le traitement spécifique avoir rapidement ramené des rates hypertrophiées à des dimensions minimes. C'est aussi l'opinion de Bianchi et celle de Soukernik. Il ne nous a pas été donné de suivre assez longtemps les malades pour avoir une opinion ferme sur cette question. Nous croyons pouvoir affirmer néanmoins qu'il ne suffit pas d'une quinzaine de jours de traitement pour ramener la rate à son volume normal.

Observations de rate chez des syphilitiques de 4 ou 5 mois.
(22 observations).

Obs. LXVIII. — Salle Astruc, n° 9, 27 juin. Syphilis de 4 mois. Syphilides ulcéreuses vulvaires. Très belle angine. Peu d'adénopathie. Rate 7 sur 5.

Obs. LXIX. — Salle Van Swieten, n° 33, 8 avril. Syphilis de 4 mois 1/2 à 5 mois. Très belle roséole de retour. Plaques muqueuses à la bouche. Syphilis pigmentaire. Peu d'alopécie. Rate très petite.

Obs. LXX. — Salle Astruc, n° 48, 1er avril. Papules vulvaires. Adénopathie moyenne. Rate 6 sur 4.

Obs. LXXI. — Salle Astruc, n° 5, 2 mai. Syphilis de 5 mois. Roséole de retour. Plaques muqueuses. Syphilis pigmentaire. Rate 8 sur 4.

Obs. LXXII. — Salle Van Swieten, n° 29, 10 mai 1899. Papules ovales. Adénopathie moyenne. Rate 8 sur 4.

Obs. LXXIII. — Salle Astruc, 13 avril. Syphilis de 4 mois. Roséole de retour très nette. Papuleuse. Plaques muqueuses multiples. Anémie très marquée. Rate 6.

Obs. LXXIV. — Salle Astruc, n° 20, 19 mai. Syphilis de 5 mois. Pas de roséole. Syphilis pigmentaire. Belle angine. Ganglions moyens Rate 7 sur 4.

Obs. LXXV. — Salle Van Swieten, n° 3, 25 décembre. Rien de particulier, sinon quelques papules. Rate 4 sur 5.

Obs. LXXVI. — Salle Astruc, 10 juin. Syphilis de 5 mois. Très belle angine. Plaques muqueuses. Adénopathie marquée. Rate 7 1/2 sur 5 1/2.

Obs. LXXVII. — Salle Astruc, n° 44, 6 juillet. Syphilis de 5 ou 6 mois pas encore traitée. Roséole papuleuse assez généralisée. Syphilides papulo-hypertrophiques vulvaires. Asthénie musculaire. Rate 9 sur 6.

Obs. LXXVIII. — Consultation. Syphilis de 4 mois. Rien de particulier. Alopécie. Rate 5 sur 4.

Obs. LXXIX. — Salle Van Swieten, 22 mai. Syphilis de 5 mois. Syphilides papulo-ulcéreuses de la vulve. Peu de ganglions. Rate 6 sur 6.

Obs. LXXX. — Salle Astruc, n° 11, 19 juillet. Syphilis de 5 mois pas encore traitée. Adénopathie. Roséole papuleuse. Pas d'asthénie. Rate 6 sur 3.

Obs. LXXXI. — Salle Astruc, n° 32, 24 juin. Syphilis de 3 ou 4 mois. Fin de roséole. Plaques érosives vulvaires. Pas de phénomènes généraux. Rate inappréciable.

Obs. LXXXII. — Salle Van Swieten, n° 22, 6 juillet. Syphilis de 4 mois. Ganglions inguinaux marqués. Rate 6 sur 6.

Obs. LXXXIII. — Salle Astruc, n° 28, 27 mars 1899.

Syphilis de 4 mois. Roséole de retour. Peu d'adénopathie. Rate 5 1/2 sur 5.

Obs. LXXXIV. — Salle Astruc, n° 28, 29 juin. Syphilis de 5 mois. Papules lenticulaires multiples sur tout le corps. Pas d'état général. Rate 9 sur 6 1/2.

Obs. LXXXV. — Salle Van Swieten, 26 mai. Syphilis de 4 mois 1/2. Papules. Asthénie. Rate 7 centimètres.

Obs. LXXXVI. — Salle Van Swieten, n° 9, 15 décembre. Syphilis de 5 mois soignée. Roséole de retour. Papules. Rate peu appréciable.

Obs. LXXXVII. — Salle Van Swieten, n° 7. Syphilis de 5 mois. Syphilides papulo-hypertrophiques. Ganglions moyens. Rate 7 sur 6.

Obs. LXXXVIII. — Salle Van Swieten, n° 32, 7 juin 1899. Syphilis de 7 mois, alopécie. Amygdales grosses. Fatigue généralisée. Rate 8 sur 5.

Obs. LXXXIX. — Salle Astruc, n° 2, 29 octobre. Syphilis de 4 mois non traitée. Roséole de retour. Quelques adénopathies et quelques plaques vulvaires. Rate 7 1/2 sur 6.

Obs. XC. — Salle Astruc, n° 1. Syphilis de 4 mois. Pas de réaction ganglionnaire. Papules disséminées. Ganglions à l'aine comme une petite noisette. Rate 7 sur 5.

Rates de syphilitiques, six, sept et huit mois après le début de la maladie.

L'état de la rate paraît être influencé par deux facteurs principaux, l'état général du malade et le traitement.

La rate n'est réellement grosse que lorsqu'il existe de l'anémie spécifique ou des lésions cutanéo-muqueuses. Son volume est en moyenne de 7 à 8 centimètres sur 4 à 5 dans le sens transversal. Dans tous les cas où les malades n'avaient jamais pris de mercure (5 cas) le volume de la rate varia entre 7 1/2 et 10 de longueur sur 5 et 6 de largeur. Deux femmes enceintes, l'une de sept mois, l'autre de huit mois et demi avaient une rate très petite, quoique appréciable.

Certains auteurs, notamment Soukernik, ont insisté sur la splénodynie. Nous l'avons soigneusement recherchée et ne l'avons rencontrée que dans deux cas seulement.

Observations prises sur des malades syphilisés depuis six, sept et huit mois environ (25 observations).

Obs. XCI. — Astruc, n° 1, 15 mai 1899. Syphilis d'au moins sept mois. Quelques taches de roséole de retour. Allure bénigne. Quelques papules disséminées. Plaques érosives. Angine très belle. Grosses amygdales. Grosses adénopathies multiples (amandes), fatigue et asthénie généralisée. Rate, 7 1/2 sur 6.

Obs. XCII. — Astruc, n° 22, 3 juin 1899. Syphilis de huit mois. Roséole de retour papuleuse disséminée. Muqueuses indemnes. Adénopathie moyenne. Rate, 7 sur 4.

Obs. XCIII. — Van Swieten, n° 33, 5 juin 1999. Syphilis d'au moins sept à huit mois. Sclérème de la lèvre droite. Eléments circinés au cou. Pigmentation du cou. Plaques muqueuses. Ganglions petits. Rate, 7 sur 4 1/2.

Obs. XCIV. — Van Swieten, n° 10, 13 juin 1899. Syphilis depuis décembre 1898. Papules vulvaires. Ganglions petits, pas d'état général. Rate, 7 cent.

Obs. XCV. — Salle Bouley, n° 8, 19 juin 1899. Syphilis de janvier. Roséole de retour. Alopécie discrète. Le 20 juin. Rate, 8 sur 5. Le 30 juin, 8 sur 5.

Obs. XCVI. — Henriette D. Consultation externe. Syphilis depuis décembre 1898. Papules aux mains. Plaques muqueuses. Ganglions petits. Rate, 6 sur 5.

Obs. XCVII. — Van Swieten, n° 20, 15 mai 1899. Syphilis de 7 mois. Lésions papulo-squameuses disséminées sur tout le corps. Adénopathie minime. Débilitation marquée depuis le début de la syphilis. Rate 8 sur 4.

Obs. XCVIII. — Astruc, n° 38, 27 avril 1899. Syphilis de 6 mois. Papules vulvaires. Pas de plaques muqueuses. Peu de ganglions. Rate 5 sur 4.

Obs. XCIX. — Astruc, n° 7, 18 juin 1899. Syphilis déjà soignée du 23 janvier au 29 mai. Vient à l'hôpital avec alopécie et des papules ulcérées vulvaires. Le 29 juin. Rate 7 1/2 sur 5.

Obs. C. — Astruc, n° 47, 27 juin. Syphilis de 6 mois. Roséole de retour maculo-papuleuse. Syphilides papuleuses ulcérées. Plaques muqueuses. Grosses adénopathies. Céphalalgie. Grande fatigue. Rate 8 sur 5.

Obs. CI. — Astruc, n° 8, 16 mai 1899. Deux papules psoriasiformes au cou. Pas d'éruptions sur le corps. Syphilides maculeuses. Sur la tête. Deux ulcérations vulgaires très larges sans caractères. Ganglions du volume d'une amande. Anorexie. Faiblesse musculaire. Rate 6 1/2 sur 5.

Obs. CII. — Astruc, n° 42, 19 juillet. Pas de traitement. Syphilis de 6 mois. Céphalalgie nocturne. Douleurs ostéocopes du tibia. Rate 7 1/2 sur 5.

Obs. CIII. — Astruc, n° 18, 19 juillet. Ne présente aucune lésion nettement spécifique. Mais vient parce qu'elle a sur le corps quelques éléments ressemblant à des papules. Rate 6 1/2 sur 5.

Obs. CIV. — Astruc, n° 39, 19 juillet. Syphilis de six mois environ. Non traitée. Alopécie marquée. Syphilides pigmentaires couvrant cou et épaules. Plaques muqueuses. Céphalalgie. Douleurs ostéocopes. Grosses adénopathies. Rate 10 sur 7.

Obs. CV. — Astruc, n° 25, 19 juillet. Syphilis de 7 mois traitée pendant 2 mois avec du mercure. Pas de manifestations cutanées actuellement. Papules vulvaires. Très peu de ganglions. Rate 7 1/2 sur 6.

Obs. CVI. — Van Swieten, n° 21, 19 juillet 1899. N'a pas été traitée. Syphilis de 6 mois. Présente des papules ulcérées vulvaires. Peu de ganglions. Pas de troubles de l'état général. Rate 5 sur 5.

Obs. CVII. — Consultation, 20 mai. Syphilis de 7 à 8 mois. Grosses amygdales. Ganglions gros comme des amandes. Rate 7 sur 5.

Obs. CVIII. — Van Swieten, n° 2, 19 juillet 1899. Syphilis remontant à 5 ou 6 mois. Papules vulvaires. Céphalalgie. Ganglions assez petits. Rate 6 1/2 sur 5.

Obs. CIX. — Van Swieten, n° 37, 19 juillet 1899. Jamais de mercure. Début 6 à 8 mois. Papules sur tout le corps. Mauvais état général faisant craindre la tuberculose. Rate 9 cent.

Obs. CX. — Astruc, n° 21, 17 septembre 1899. Enceinte de 7 mois. Il y a 6 mois apparition de roséole. Fausse-couche donnant naissance à un fœtus macéré de 200 grammes. Ganglions très petits. Rate 6 sur 5.

Obs. CXI. — Astruc, n° 38, 4 octobre 1899. Syphilis de 6 à 8 mois non traitée. Papules disséminées sur tout le corps en grand nombre. Syphilides papulo-tuberculeuses. Grosses adénopathies aux aines. Rate 8 1/2.

Obs. CXII. — Astruc, n° 25, 20 mai 1899. Grossesse de 7 mois. Syphilis de 8 mois présente une dizaine d'éléments disséminés sur le dos. Une alopécie très marquée. Et une rupia sur l'épaule droite. N'a pas été traitée jusqu'à ce jour. Rate 4 cent sur 3 environ.

Obs. CXIII. — Van Swieten, n° 22, 18 avril 1899. Syphilis de 7 mois chez une vierge. Plaques muqueuses nombreuses. Papules multiples circumbuccales. Rate de 5 1/2 environ.

Obs. CXIV. — Van Swieten, n° 5, 28 mai 1899. Syphilis

secondaire plaques muqueuses. Ganglions moyens. Rate 4 centimètres.

Obs. CXV. — Van Swieten, n° 25, 28 mars 1899. Syphilis de 6 à 7 mois. Plaques muqueuses nombreuses. Asthénie généralisée. Rate n'est pas perceptible.

Obs. CXVI. — Astruc, n° 33, 21 mars 1899. Syphilis de 7 à 8 mois environ traitée pendant 4 mois, fort peu de lésions cutanées. Pas de lésions vulvaires. Ganglions petits. Rate 5 centimètres.

Rates chez des syphilitiques 10 et 11 mois après le chancre.

(5 observations.)

A cette période de la syphilis la rate peut être grosse. Mais dans certains cas particuliers, dans les syphilis latentes, il n'y a pas ou il y a peu de splénomégalie. Dans les syphilis graves caractérisées par des éruptions papuleuses ou papulo-squameuses, par des douleurs osseuses, des gommes, de l'anémie spécifique, la rate avait 7 et 8 centimètres de longeur sur 4 de largeur. La rate d'un syphilitique qui n'avait pas été traité avait 9 1/2 sur 6. Un autre 7 sur 6.

Observations de rate chez des syphilitiques de 9, 10 et 11 mois.

Obs. CXVII. — Astruc, n° 34, 13 mai 1899. Syphilis de 10 mois peu intense, actuellement plaques érosives diphtéroïdes d'une grandeur de 0,50 centimètres, vulvaires. Grosses amygdales. Adénopathie moyenne (amandes). Pas d'état général. Le 24 mai. Rate 5 centimètres sur 3. Douloureuse à la percussion.

Obs. CXVIII. — Astruc, n° 40, 22 mai 1899. Syphilis remontant à 10 mois. Syphilis grave précoce. Syphilides papulo-squameuses psoriasiformes. Rien à la vulve. Douleur ostéocope du tibia. Le 21 mai. Rate 7 centimètres sur 6.

Obs. CXIX. — Van Swieten, n° 26, 7 avril 1899. Syphilis de 9 mois. Pigmentation au cou. Alopécie. Pas de lésions cutanées ni des muqueuses. Ganglions petits. Rate 4 centimètres.

Obs. CXX. — Consultation, 18 mai 1899. Syphilis de 10 mois. Légère roséole de retour. Un peu d'alopécie. Papules vulvaires. Petite adénopathie. Rate 4 cent. 1/2 sur 4.

Obs. CXXI. — Astruc, n° 37, 10 mai 1899. Syphilis de 9 mois non traitée. L'alopécie existe actuellement. Arthralgie spécifique. Grosses amygdales. Peu de ganglions. Asthénie légère. Rate 9 cent. 1/2 sur 6.

Obs. CXXII. — Astruc, n° 32, 3 octobre. Syphilis de 10 mois non traitée. Roséole de retour avec des papules sur tout le corps. Scoliose rendant difficile l'examen de la rate qui pouvait avoir 4 centimètres.

Rates chez des syphilitiques de 1, 2, 3, 4, etc.. jusqu'à 12 ans.

Presque toutes les malades que nous avons examinées avaient une rate appréciable, celles qui étaient atteintes de lésions avaient une splénomégalie plus apparente encore. Une syphilitique de six ans, affectée de plaques muqueuses, d'une rupia de l'oreille, de céphalalgie intense, avait une rate de 6 centimètres de longueur sur 5 de large. Et si nous nous rappelons, comme nous l'avons dit plus haut, qu'il ne s'agit point de la mensuration de la rate, mais de la projection de l'organe sur la paroi, on peut en conclure que l'organe était très hypertrophié. Une autre malade qui se trouvait dans le même cas avait aussi une rate volumineuse. Il résulte encore de nos observations que quel que soit l'âge de la syphilis (nous avons deux observations datant de douze ans) le volume de la rate est en fonction du nombre et de l'étendue des manifestations, surtout de l'état général et de l'absence de traitement. Une malade, 12 ans après le chancre, avait encore une rate de 5 centimètres 1/2 de projection. Elle avait été soumise au traitement mercuriel deux mois seulement. Une autre également contaminée depuis 12 ans et non traitée avait une rate de 7 centimètres sur 6.

Nous n'avons donc point observé cette marche signalée par les auteurs dans l'évolution de la splénomégalie.

Nous avons remarqué qu'il y avait hypertrophie de la rate toutes les fois qu'il y avait des manifestations actives de la syphilis.

Observations de rate chez des syphilitiques de 12 mois, 2, 3, 4, 12 ans (27 observations).

Obs. CXXIII. — Van Swieten, n° 23, 8 juin 1899. Syphilis d'un an. Chancre a été vulvaire. Il y a eu peu d'accidents. Actuellement syphilides psoriasiformes des mains. Larges ulcérations péri-vulvaires. Peu de ganglions, pas d'état général. Rate, 4 cent.

Obs. CXXIV. — Van Swieten, n° 14, 30 mai 1899. Syphilis d'un an environ. Peu de lésions antérieures et présente actuellement une roséole ordonnée (1). Peu de ganglions. Rate, 7 sur 5.

Obs. CXXV. — Van Swieten, n° 6, 1er mai 1899. A eu un chancre volumineux et présente actuellement des syphilides

(1) Voir. De Beurmann et Delherm. — Les roséoles ordonnées ou roséole abies, in *Journal des Praticiens*, avril 1901.
Thèse du docteur Viel : Les roséoles ordonnées, 1901, *Th.*, Paris.

sur le cou. Des syphilides papulo-hypertrophiques ano-vulvaires peu marquées. Peu de ganglions. Asthénie nerveuse très marquée. Rate, 6 sur 4.

Obs. CXXVI. — Astruc, n° 3, 1er juillet. Syphilis de plus d'un an, a eu une roséole, présente des syphilides de la face. Peu de ganglions. Alopécie. Rate, 6 sur 5.

Obs. CXXVII. — Astruc, n° 1, 9 juin. Syphilis de treize ou quatorze mois. A eu de l'alopécie. Une roséole. Actuellement syphilides papulo-tuberculeuses vulvaires. Adénopathies inguinales et axillaires comme une olive. Rate, 7 1/2 sur 5.

Obs. CXXVIII. — Astruc, n° 6, 29 juin. Syphilis d'un an, bénigne, non traitée. Accidents antérieurs, pas de renseignements. Présente des syphilides papulo-ulcérées vulvaires. Pas de plaques muqueuses. A de la syphilis pigmentaire du cou. Des ganglions gros comme une olive. Rate, 9 1/2 sur 6 1/2.

Obs. CXXIX. — Van Swieten, n° 30, 30 mai 1899. Syphilis d'un an, a eu la roséole en mai 1898, et une série de roséoles de retour. Papules multiples érosives vulvaires. Adénopathie moyenne. Rate 6 sur 4 1/2.

Obs. CXXX. — Van Swieten, n° 15, 12 juillet. Syphilis d'un an. Traitée par intermittence, a eu peu d'accidents secondaires. Mais présente maintenant des papules aux lèvres, à la voûte. De la syphilis pigmentaire, asthénie. Rate 8 sur 5 1/2.

Obs. CXXXI. — Astruc, 41, 30 mai. Syphilis ignorée. Aucun renseignement sur la marche de la maladie. Papules lenticulaires, disséminees sur tout le corps. Céphalalgie. Peu de ganglions. Pas d'état général. Rate 8 sur 5.

Obs. CXXXII. — Astruc, 3, 15 juin 1899. Syphilis de 12 mois. Papules en collerette de Biett. Plaques muqueuses vulvaires. Peu de ganglions. Etat général bon. Rate 6 cent.

Obs. CXXXIII. — Astruc, 40, 31 mai 1899. Syphilis d'un

an. Soignée par intermittence. Notamment du 4 janvier au 12 février. A eu la roséole et présente actuellement des syphilides, papulo-érosives multiples de la vulve. Peu de ganglions. Rate de 6 sur 5.

Obs. CXXXIV. — Astruc, n° 20, 19 mai 1899. Syphilis de 7 ans. A eu un chancre vulvaire, de la roséole. De très nombreuses plaques muqueuses, a été traitée par les injections mercurielles. Présente actuellement de gros ganglious. Des douleurs ostéocopes. Est toujours abattue. Rate 6 cent.

Obs. CXXXV. — Astruc, n° 8, 21 mai. Syphilis de 7 ans. A eu de la roséole, des plaques muqueuses et présente actuellement peu d'adénopathie. Pas d'éruptions. Rate 7 cent sur 6.

Obs. CXXXVI. — Astruc, n° 17, 6 septembre. Syphilis de 2 ans mal traitée. Actuellement présente une rupia à l'oreille droite et une gomme linguale. Rate 6 sur 5.

Obs. CXXXVII. — Van Swieten, n° 4, 10 mai. Syphilis de 4 ans. Le chancre a été vulvaire. Il y a eu l'alopécie, des plaques muqueuses. Actuellement, plaques muqueuses. Asthénie généralisée. Pas d'éruption cutanée. Rate 6 cent 1/2.

Obs. CXXXVIII. — Astruc, n° 21, 24 mai. Syphilis de 18 mois maligne précoce. Accidents secondaires passés. Présente une rosécle papuleuse et des gommes. Rate 7 centimètres sur 4.

Obs. CXXXIX. — Astruc, n° 22, 13 juin. Syphilis de 2 ans pas grave. A eu des accidents secondaires ordinaires, vient à l'hôpital le 13 juin sans accidents appréciables. Fatigue. Rate 5.

Obs. CXL. — Astruc, 26, 11 juillet. Syphilis de 4 ans 1/2 traitée par 2 mois de pilules. Depuis 4 ans pas de manifestations spécifiques. Rate inappréciable.

Obs. CXLI. — Astruc, 18, 18 juin. Syphilis de 9 ans. Chancre a été vulvaire. A eu la roséole, vient pour une fissure à l'anus. Syphilis traitée. Rate 5 centimètres.

Obs. CXLII. — Astruc, 30, 4 juillet. Syphilis de 8 ans. A des syphilides papulo-tuberculeuses vulvaires, érosions herpétiformes au flanc droit. Ganglions petits. Rate 6.

Obs. CXLIII. — Van Swieten, 12, 2 mai 1899. Syphilis de 2 ans. Bénigne, a eu des roséoles et présente des syphilides papuleuses hypertrophiques, peu de ganglions. Syphilis suffisamment traitée. Rate 6 sur 5, légèrement douloureuse, à la percussion.

Obs. CXLIV. — Astruc 10, 26 juin. Syphilis de 5 ans, bénigne. Il y a eu une roséole, des papules, de l'alopécie. Rien à la vulve. La malade présente actuellement des plaques muqueuses à la bouche. Rate 8 sur 6.

Obs. CXLV. — Consultation. Syphilis de 6 ans non traitée. Aussi il y a eu des plaques muqueuses il y a 3 ans. Rate 5.

Obs. CXLVI. — Goupil, 5, 10 juin 1899. Syphilis de 2 ans bénigne. Actuellement papules ulcérées vulvaires. Rate 4 centimètres.

Obs. CXLVII. — Astruc 22, 6 juillet 1899. Syphilis de 12 ans, n'a pas pris de mercure longtemps (2 mois 1/2), et 6 semaines d'iodure. Pas de renseignements sur sa syphilis. Lésions peu nettes, vulvaires. Rate 5 cent. 1/2.

Obs. CXLVIII. — Astruc 22, 27 juin. Syphilis de 12 ans non traitée. Pas de renseignements sur l'état antérieur, papules vulvaires et plaques muqueuses. Adénopathie petite. Rate 7 sur 6.

Obs. CXLIX.— Van Swieten. 15, 8 juin. Syphilis de 2 ans. Perforation de la voûte palatine fatigue généralisée. Rate 6 1/2 sur 4.

Obs. CL. — Van Swieten, 10, 23 mai. Syphilis de 2 ans siège à la vulve. Adénopathie inguinale droite très nette encore

Actuellement, un peu d'alopécie simplement. Rate 7 centimètres.

Obs. CLI. — Astruc 6, 22 mai. Syphilis de 4 ans, bénigne. a eu une légère roséole et des plaques muqueuses. La percussion de la rate ne la montre pas hypertrophiée. Elle est peut-être déplacée la malade présentant une gibosité prononcée.

Obs. CLII. — Van Swieten 12, 8 juin 1895. Syphilis de 3 ans bénigne. Accidents secondaires bénins, présente quelques papules. Rate 4 centimètres.

CONCLUSIONS

1° La rate est hypertrophiée dans la syphilis acquise.

2° Cette splénomégalie est très précoce, elle est le plus souvent contemporaine du chancre. Nous l'avons vue accompagner des accidents primaires datant de 6, 8 et 15 jours. Elle n'est pas toujours constante, son hypertrophie est en moyenne de 8 à 12 centimètres de longueur sur 5 à 7 dans le sens transversal. Le maximum de la splénomégalie coïncide avec la période primaire.

3° A la période secondaire la rate est grosse, quand il y a des lésions cutanées aux muqueuses, de l'anémie syphilitique, quand le malade n'a pas été soumis au traitement.

4° Au cours de la période secondaire, quand la syphilis ne se manifeste par aucune poussée, la rate redevient petite.

5° La splénomégalie n'a pas une évolution cyclique.

Elle est en rapport avec les accidents. Petite lorsqu'ils font défaut, grosse lorsqu'ils apparaissent de nouveau.

6° Plus tard, plusieurs mois ou plusieurs années après l'infection, on peut observer la splénomégalie syphilitique à toutes les périodes d'activité de la syphilis. Elle nous a paru être surtout influencée par les circonstances suivantes : Intensité des phénomènes qui traduisent l'infection générale, intensité de certaines lésions particulières, absence de traitement mercuriel.

7° Chez les femmes enceintes nous n'avons pas trouvé de splénomégalie pouvant se rattacher à la syphilis.

8° La splénomégalie est très fréquente mais non pas constante. Quant à la splénodynie, nous ne l'avons pas constatée en général.

9° On peut déduire de ces faits au point de vue pratique que l'existence de la splénomégalie durant la période primaire montre que l'infection générale est un fait accompli et que le chancre n'est pas une infection purement locale, mais le siège local d'une infection généralisée.

10° La constatation de la splénomégalie chez les malades qui n'étaient ni tuberculeux, ni paludéens, ni atteints de lymphadénie, etc., permettra dans les cas douteux de faire le diagnostic. Dans les chancres mixtes par exemple où il est si difficile de savoir s'il y a ou non syphilis.

11° La splénomégalie peut aussi servir au pronostic, nous avons vu en effet que la rate était plus grosse dans les périodes actives de la syphilis et qu'au contraire elle était plus petite dans les périodes latentes. Peut-être l'examen systématique de la rate dans les syphlilis latentes pourrait-il faire prévoir l'éclosion d'accidents en imminence d'apparition.

12° Enfin au point de vue thérapeutique on peut tirer de cette étude les conclusions suivantes : D'abord, le chancre étant le siège local d'une affection générale, il est inutile d'en pratiquer l'excision puisque cette excision ne saurait arrêter l'envahissement d'une maladie généralisée. En outre la splénomégalie justifie pleinement le traitement syphilitique intense dès l'apparition du chancre, sans attendre l'éclosion d'accidents secondaires.

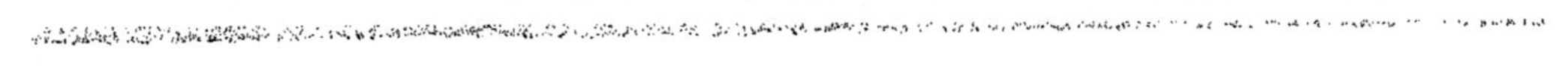

Bibliographie.

A. Charrin. — *Traité de Médecine* Charcot-Bouchard-Brissaud, tome I, 1e Edition.

Virchow. — *La syphilis constitutionnelle*, 1860. Traduction française par Picard.

Lancereaux. — *Gazette hebdomadaire de médecine et de chirurgie*, 1864.

— *Traité historique et pratique de la syphilis*, 1866.

Weil. — *Deutsches. Archiv. f. Klinische medicine*, 1874. Das Vorkommen des Milztumoren bei frischer Syphilis.

— *Handhuch und Atlas der topographischen Percussion*, 1880.

Wewer. — Ueber das Vorkommen des Milztumoren bei frischer Syphilis. *Deutsches Archiv. f. Klinische medicine*, 1876.

Cornil. — *Leçons sur la syphilis*, 1879.

Bianchi. — *Sulla semiologia della milza sifilitica.* Lavori dei congressi di medicina interna. Roma, 1888.

Follin et Duplay. — Syphilis. *Traité de pathologie externe*, tome I.

Fournier. — *Leçons sur la syphilis*, 1881.

— *La syphilis héréditaire*, 1886.

GOLD. — Zur Kentniss der milz syphilis. *Archiw f. Dermat. und Syphilis*, 1880.

GUÉ. — *Course veneritcheskih boleznei.* Cazagne 1888.

EICHHORST. — *Traité de diagnostic médical.* Traduction française par Marfan 1890.

JULLIEN. — *Traité pratique des maladies vénériennes*, 1886.

KOPP. — *Lehrbuch der venerischen Krankheiten.* Berlin 1889.

MRACEK. — Observation. *Annales de dermatologie et syphilig.*, 1893.

PIORRY. — *Percussion médiate*, 1831.

— *Plessimétrisme*, 1866.

PETERSEN. — Versuch einer pathologisch anatomischen statistik der visceralen Syphilis. *Monatshelte f. prat. Dermatol*, 1888.

QUINQUAUD et NICOLLE. — *Annales de dermatologie et syphiligraphie*, 1882.

WOLFERT. — Ueber syphilitische Milztumoren. *Inaugural Dissertation*, Würzburg, 1890.

AVANZINI. — Ueber das Verhalten der Milz bei begimender Verallgemeinerung der Syphilis. *Archives f. Dermatologie und Syphiligraphie*, 1884.

BESNIER. — Article Rate. *Dictionnaire des sciences médicales*, 1874.

BEZANÇON. — Contribution à l'étude de la rate dans les maladies infectieuses. *Thèse*, Paris, 1874.

BRUHL et BEZANÇON. — Article Rate. *Manuel de médecine* Debove et Achard. Tome v.

ANGEL-REIMIERS. — Ueber die visceralen Erkrankungen in der rühperiode der Syphilis. *Monatschefte für practische Dermatologie*, Bd. xv, s. 477.

SCHUCHTER. — Ueber das Verhalten der Milz und Niere bei frischer Syphilis. *Wiener medicinische Blatter*, 1887.

SOUKERNIK. — Splénomégalie dans la période secondaire de la syphilis. *Thèse*, Paris, 1895.

De Beurmann et Delherm. — L'état de la rate dans la syphilis acquise. XIIIe Congrès international de médecine, 1900. Section de dermatologie et syphiligraphie, Paris.

Colombini. — Dans le livre de M. le professeur Fournier. Fascicule Syphilis secondaire paru en 1898-99.

BIBLIOTHÈQUE NATIONALE
R.F.
IMPRIMÉS.

IMPRIMERIE F. DEVERDUN, BUZANÇAIS (INDRE).

www.ingramcontent.com/pod-product-compliance
Ingram Content Group UK Ltd.
Pitfield, Milton Keynes, MK11 3LW, UK
UKHW021010200726
13857UKWH00004B/1378